INTRODUCTION

La myasthénie grave (MG) est une maladie auto-immune rare et chronique qui affecte le système nerveux et entraîne une faiblesse musculaire progressive. Cette affection neurologique complexe se caractérise par une transmission neuromusculaire altérée, où les messages envoyés par les nerfs vers les muscles sont perturbés, entraînant une faiblesse musculaire et une fatigue anormale. Les muscles responsables de la respiration, de la déglutition, de la parole, de la vision et de la mobilité sont souvent les plus touchés.

La MG peut avoir un impact significatif sur la qualité de vie des patients, entraînant une variété de symptômes tels que la fatigue musculaire, la diplopie (vision double), la dysphagie (difficulté à avaler), la dysarthrie (difficulté à parler), la ptôse (paupières tombantes) et la faiblesse des membres. Bien qu'il n'existe pas de remède définitif pour la MG, un traitement médical approprié peut aider à gérer les symptômes et à améliorer la qualité de vie des patients.

Outre les traitements médicamenteux et les interventions médicales, l'alimentation joue un rôle essentiel dans la gestion de la myasthénie grave. Une alimentation équilibrée et adaptée peut contribuer à minimiser les symptômes, à renforcer les muscles et à optimiser la santé globale. Certaines stratégies diététiques peuvent être bénéfiques pour les patients atteints de MG, notamment la consommation d'aliments riches en nutriments essentiels tels que les protéines, les vitamines et les minéraux.

Par exemple, les aliments riches en protéines, tels que les viandes maigres, les œufs, les légumineuses et les produits laitiers, peuvent aider à maintenir la force musculaire. De plus, une alimentation riche en fruits, légumes et grains entiers peut fournir des antioxydants et des nutriments bénéfiques pour la santé qui peuvent aider à soutenir le système immunitaire et à réduire l'inflammation.

Cependant, il est important pour les patients atteints de MG de consulter un professionnel de la santé, comme un nutritionniste ou un diététicien, pour élaborer un plan nutritionnel adapté à leurs besoins individuels. Ces professionnels peuvent fournir des recommandations spécifiques en fonction des symptômes de chaque patient, de ses préférences alimentaires et de son état de santé global.

CHAPITRE UN

La myasthénie grave (MG) est une maladie auto-immune rare et chronique qui affecte le système nerveux et les muscles, entraînant une faiblesse musculaire progressive. Cette affection neurologique complexe se caractérise par une transmission neuromusculaire altérée, où les messages envoyés par les nerfs vers les muscles sont perturbés, provoquant une fatigue musculaire anormale et une faiblesse généralisée.

SYMPTÔMES COURANTS DE LA MYASTHÉNIE GRAVE (MG)

La myasthénie grave (MG) est une maladie auto-immune caractérisée par une faiblesse musculaire progressive et fluctuante. Les signes et symptômes de la MG peuvent varier d'un individu à l'autre en termes de gravité et de type de muscles affectés. Cependant, certains symptômes sont couramment observés chez les patients atteints de cette maladie. Voici une liste des signes et symptômes les plus fréquents de la MG :

1. Faiblesse musculaire : La faiblesse musculaire est l'un des symptômes les plus caractéristiques de la MG. Elle peut se manifester de manière variable, allant de légère à sévère, et affecter différents groupes musculaires du corps.

2. Diplopie (vision double) : La diplopie est un symptôme fréquent de la MG, résultant de la faiblesse des muscles oculaires responsables du mouvement des yeux. Les patients peuvent voir les objets en double ou avoir des difficultés à focaliser leur vision.

3. Ptôse (paupières tombantes) : La ptôse des paupières, ou

paupières tombantes, est un symptôme courant de la MG. Les paupières supérieures peuvent sembler affaissées, ce qui peut entraîner une vision floue ou restreinte.

4. Dysphagie (difficulté à avaler) : La dysphagie est un symptôme fréquent chez les patients atteints de MG en raison de la faiblesse des muscles de la déglutition. Cela peut entraîner des difficultés à avaler les aliments et les liquides, ainsi que des risques de fausse déglutition.

5. Dysarthrie (difficulté à parler) : La dysarthrie, ou difficulté à parler, peut survenir chez les patients atteints de MG en raison de la faiblesse des muscles responsables de la parole. Cela peut se manifester par une articulation floue, une voix faible ou tremblante, et des difficultés à prononcer certains sons.

6. Fatigabilité musculaire : Les patients atteints de MG peuvent ressentir une fatigabilité musculaire accrue, où la force musculaire diminue progressivement avec l'activité. Cette fatigue musculaire peut s'aggraver au fil de la journée et s'améliorer avec le repos.

CAUSES DE LA MYASTHÉNIE GRAVE (MG)

La myasthénie grave (MG) est une maladie auto-immune complexe dont les causes exactes ne sont pas entièrement comprises. Cependant, des recherches ont identifié plusieurs facteurs susceptibles de contribuer au développement de cette maladie. Voici un aperçu des principales causes potentielles de la MG :

1. Réponse auto-immune anormale : La MG est considérée comme une maladie auto-immune, ce qui signifie que le système immunitaire de l'organisme attaque par erreur ses propres tissus. Dans le cas de la MG, le système immunitaire cible les récepteurs de l'acétylcholine à la jonction neuromusculaire, perturbant ainsi la transmission des signaux nerveux aux muscles. Cette réponse auto-immune anormale est l'une des principales causes sous-jacentes de la MG.

2. Facteurs génétiques : Des études suggèrent qu'il existe une composante génétique dans le développement de la MG, ce qui signifie que la maladie peut parfois être héritée. Certaines variations génétiques peuvent augmenter la susceptibilité d'une personne à développer la MG, bien que d'autres facteurs environnementaux puissent également

jouer un rôle dans son déclenchement.

3. Facteurs environnementaux : Bien que les facteurs environnementaux spécifiques qui déclenchent la MG ne soient pas entièrement compris, il est possible que certains déclencheurs externes, tels que les infections virales ou bactériennes, le stress physique ou émotionnel, ou l'exposition à certains médicaments, puissent déclencher ou aggraver les symptômes de la MG chez les personnes prédisposées.

4. Thymome : Un thymome, une tumeur bénigne ou maligne du thymus, est souvent associé à la MG. Le thymus est une glande située près du sternum qui joue un rôle dans le développement du système immunitaire. Chez certains patients atteints de MG, un thymome peut être présent, ce qui suggère un lien entre le thymus et le développement de la maladie. Cependant, tous les patients atteints de MG n'ont pas de thymome, et tous les thymomes ne sont pas associés à la MG.

DIAGNOSTIC DE LA MYASTHÉNIE GRAVE (MG)

Le diagnostic de la myasthénie grave (MG) repose sur une évaluation clinique approfondie, des tests spécialisés et l'exclusion d'autres causes possibles de faiblesse musculaire. En raison de la variabilité des symptômes et de la complexité de la maladie, le processus de diagnostic peut parfois être difficile et nécessiter une expertise spécialisée. Voici un aperçu des principales étapes du diagnostic de la MG :

1. Anamnèse et Examen Clinique : Le médecin commencera par recueillir une anamnèse détaillée, en interrogeant le patient sur ses antécédents médicaux, ses symptômes actuels et leur évolution dans le temps. Un examen physique approfondi sera ensuite effectué pour évaluer la force musculaire, la fonction respiratoire, la fonction oculaire et d'autres symptômes potentiels de la MG.

2. Tests de la Fonction Musculaire : Plusieurs tests neurologiques peuvent être utilisés pour évaluer la force musculaire et la fatigabilité chez les patients soupçonnés de MG. Ces tests peuvent inclure des tests de force manuelle, des tests de fatigue musculaire répétitive et des tests de détection de la ptôse des paupières ou de la

diplopie.

3. Test de Tensilon (Épreuve de l'Édrophonium) : Le test de Tensilon, ou épreuve de l'édrophonium, consiste à administrer par voie intraveineuse un médicament appelé édrophonium (Tensilon) qui temporairement augmente la quantité d'acétylcholine disponible à la jonction neuromusculaire. Une amélioration transitoire des symptômes de faiblesse musculaire après l'administration de Tensilon peut être suggestive de la MG.

4. Électromyographie (EMG) : L'électromyographie est un test électrophysiologique qui évalue l'activité électrique des muscles et des nerfs. Chez les patients atteints de MG, l'EMG peut révéler des anomalies caractéristiques telles qu'une transmission neuromusculaire altérée et des réponses musculaires anormales lors de la stimulation électrique.

5. Dosage des Acétylcholinestérases (AChR) : Les anticorps dirigés contre les récepteurs de l'acétylcholine (AChR) sont présents chez la plupart des patients atteints de MG. Les tests de dosage des AChR, tels que les dosages sanguins ou les tests de liaison radioimmunologiques, peuvent aider à confirmer le diagnostic de MG en identifiant la présence d'anticorps dirigés contre les récepteurs de l'acétylcholine.

6. Autres Tests Immunologiques : Outre les tests de dosage des AChR, d'autres tests immunologiques tels que les dosages d'anticorps anti-MuSK (muscle-specific kinase) ou les dosages d'anticorps anti-LRP4 (lipoprotein receptor-related protein 4) peuvent être indiqués chez certains patients présentant des manifestations atypiques de la MG.

TRAITEMENT DE LA MYASTHÉNIE GRAVE (MG)

La prise en charge de la myasthénie grave (MG) repose sur une approche multidisciplinaire visant à réduire les symptômes, à améliorer la fonction musculaire et à optimiser la qualité de vie des patients. Bien qu'il n'existe pas de remède définitif pour la MG, plusieurs options de traitement sont disponibles pour aider à contrôler la maladie. Voici un aperçu des principales modalités de traitement de la MG :

1. Médicaments :

• Inhibiteurs de l'acétylcholinestérase : Les médicaments tels que la pyridostigmine (Mestinon) sont souvent prescrits pour augmenter la concentration d'acétylcholine dans la jonction neuromusculaire, améliorant ainsi la transmission des signaux nerveux aux muscles et atténuant les symptômes de la faiblesse musculaire.

• Immunosuppresseurs : Des médicaments tels que les corticostéroïdes, l'azathioprine, le mycophénolate mofétil et le rituximab peuvent être prescrits pour supprimer la réponse auto-immune et réduire l'inflammation associée à la MG.

• Immunoglobulines intraveineuses (IVIg) : Les IVIg peuvent être administrées pour moduler la réponse immunitaire et réduire les symptômes de la MG chez certains patients.

2. Thérapies de soutien :

• Thérapie physique : La thérapie physique peut aider à maintenir la force musculaire, à améliorer l'endurance et à réduire la fatigue chez les patients atteints de MG.

• Thérapie respiratoire : Les patients présentant une faiblesse musculaire respiratoire peuvent bénéficier de techniques de respiration et de dispositifs d'assistance respiratoire pour faciliter la ventilation.

• Orthèses : Des orthèses peuvent être prescrites pour soutenir les muscles affaiblis et aider à maintenir la fonctionnalité musculaire.

3. Chirurgie :

• Thymectomie : Chez les patients atteints de MG associée à un thymome, une thymectomie (ablation chirurgicale du thymus) peut être recommandée pour réduire les symptômes et améliorer la réponse au traitement.

• Intervention chirurgicale des paupières : Pour les patients présentant une ptôse sévère ou une diplopie, une intervention chirurgicale des paupières ou des muscles oculaires peut être envisagée pour améliorer la fonction visuelle et la qualité de vie.

COMPLICATIONS DE LA MYASTHÉNIE GRAVE (MG)

La myasthénie grave (MG) est une maladie auto-immune chronique qui peut entraîner diverses complications, notamment des complications médicales, des limitations fonctionnelles et des répercussions sur la qualité de vie des patients. Voici un aperçu des principales complications associées à la MG :

1. Crise myasthénique : Une crise myasthénique est une complication grave de la MG caractérisée par une faiblesse musculaire sévère et généralisée, pouvant entraîner une insuffisance respiratoire et d'autres complications potentiellement mortelles. Les facteurs déclenchants tels qu'une infection, un stress physique ou émotionnel, une intervention chirurgicale ou un ajustement inadéquat du traitement peuvent précipiter une crise myasthénique.

2. Insuffisance respiratoire : La faiblesse des muscles respiratoires peut entraîner une insuffisance respiratoire, mettant la vie en danger chez les patients atteints de MG. Les symptômes d'une insuffisance respiratoire comprennent une respiration superficielle, un essoufflement, une cyanose (coloration bleue des lèvres ou des ongles) et une fatigue excessive. Une ventilation

mécanique peut être nécessaire pour soutenir la fonction respiratoire chez les patients en crise myasthénique ou présentant une faiblesse respiratoire sévère.

3. Complications liées à la déglutition : La faiblesse des muscles de la déglutition peut entraîner des complications telles que la pneumonie par aspiration, où des aliments ou des liquides pénètrent dans les voies respiratoires et provoquent une infection pulmonaire. Les patients atteints de MG peuvent également présenter une malnutrition ou une déshydratation due à des difficultés à avaler.

4. Complications ophtalmologiques : Les patients atteints de MG peuvent présenter des complications oculaires telles que des lésions cornéennes, une sécheresse oculaire, une kératite et des ulcères de la cornée en raison de la ptôse des paupières et de la diplopie. Une intervention chirurgicale des paupières ou des muscles oculaires peut être nécessaire pour améliorer la fonction visuelle et prévenir les complications oculaires graves.

5. Effets secondaires des traitements : Certains médicaments utilisés pour traiter la MG, tels que les immunosuppresseurs et les corticostéroïdes, peuvent entraîner des effets secondaires indésirables, y compris une suppression du système immunitaire, une ostéoporose, une prise de poids, une hypertension artérielle et un risque accru d'infections.

PRÉVENTION DE LA MYASTHÉNIE GRAVE (MG)

La myasthénie grave (MG) est une maladie auto-immune chronique pour laquelle il n'existe pas de moyen connu de prévention absolue. Cependant, il existe des mesures qui peuvent être prises pour réduire le risque de complications liées à la MG et améliorer la qualité de vie des patients atteints de cette maladie. Voici quelques stratégies qui peuvent contribuer à prévenir les complications de la MG :

1. Suivi médical régulier : Les patients atteints de MG doivent bénéficier d'un suivi médical régulier avec un neurologue ou un spécialiste des maladies neuromusculaires pour surveiller l'évolution de la maladie, ajuster les traitements au besoin et détecter précocement toute complication éventuelle.

2. Respect du plan de traitement : Il est important que les patients atteints de MG suivent attentivement le plan de traitement prescrit par leur médecin, y compris la prise régulière des médicaments, la participation à la thérapie physique et la gestion des symptômes. Un contrôle adéquat des symptômes peut contribuer à réduire le risque de complications et à améliorer la qualité de vie.

3. Éviter les déclencheurs connus : Certains facteurs environnementaux ou médicamenteux peuvent aggraver les symptômes de la MG ou déclencher des crises myasthéniques. Il est important pour les patients de connaître et d'éviter les déclencheurs potentiels tels que le stress, les infections, certains médicaments ou les changements hormonaux.

4. Maintien d'un mode de vie sain : Adopter un mode de vie sain, notamment en suivant une alimentation équilibrée, en pratiquant régulièrement une activité physique adaptée et en évitant les habitudes nocives comme le tabagisme, peut aider à renforcer le système immunitaire et à améliorer la santé globale des patients atteints de MG.

5. Sensibilisation et éducation : Il est essentiel que les patients atteints de MG soient bien informés sur leur maladie, ses symptômes, son traitement et ses complications potentielles. Une sensibilisation et une éducation adéquates peuvent aider les patients à reconnaître les signes précoces de complication et à prendre des mesures préventives appropriées.

CONSIDÉRATIONS ALIMENTAIRES POUR LA MYASTHÉNIE GRAVE

Une alimentation équilibrée et adaptée peut jouer un rôle important dans la gestion des symptômes de la myasthénie grave (MG) et dans le maintien de la santé générale des patients atteints de cette maladie auto-immune.

A. Directives Diététiques Générales

1. Importance d'une Alimentation Équilibrée Une alimentation équilibrée est essentielle pour soutenir la santé générale et la fonction musculaire chez les patients atteints de myasthénie grave (MG). Elle fournit les nutriments nécessaires pour maintenir l'énergie, renforcer les muscles et favoriser la récupération.

2. Accent sur les Aliments Riches en Protéines Les protéines sont des éléments constitutifs essentiels des muscles et jouent un rôle crucial dans la récupération musculaire. Les patients atteints de MG devraient inclure des sources de protéines maigres dans leur alimentation, telles que les poissons, les volailles sans peau, le tofu et les légumineuses.

3. Hydratation et Apport en Liquides Une hydratation adéquate est importante pour maintenir la fonction musculaire et prévenir la déshydratation, surtout chez les patients présentant des difficultés à avaler. Les patients atteints de MG devraient boire suffisamment d'eau et consommer des liquides hydratants tout au long de la journée.

4. Fréquence des Repas et Contrôle des Portions Fractionner les repas en plusieurs petits repas tout au long de la journée peut aider à prévenir la fatigue musculaire et à faciliter la digestion chez les patients atteints de MG. Il est également important de contrôler les portions pour éviter les excès qui pourraient entraîner une fatigue accrue.

B. Potentiels Déclencheurs Alimentaires et Prévention des Crises Myasthéniques

1. Évitement de la Fatigue et du Stress La fatigue et le stress peuvent aggraver les symptômes de la MG et déclencher des crises myasthéniques. Il est important pour les patients de gérer leur énergie et de planifier des périodes de repos suffisantes pour éviter la surcharge musculaire.

2. Interactions Médicamenteuses et Ajustements Diététiques Certains médicaments utilisés pour traiter la MG peuvent interagir avec certains aliments, ce qui peut affecter l'efficacité du traitement. Les patients doivent consulter leur médecin ou leur pharmacien pour obtenir des conseils sur les interactions médicamenteuses et les ajustements diététiques nécessaires.

3. Impact de Certains Aliments sur les Symptômes de la MG (par exemple, les Repas Riches en Graisses) Certains aliments, en particulier les repas riches en graisses, peuvent aggraver les symptômes de la MG en augmentant

la fatigue musculaire et en ralentissant la digestion. Les patients doivent être conscients des aliments qui peuvent déclencher ou aggraver leurs symptômes et les éviter autant que possible.

C. Rôle des Compléments Alimentaires

1. Supplémentation en Vitamines et Minéraux Certains patients atteints de MG peuvent bénéficier de suppléments vitaminiques et minéraux pour compenser les éventuelles carences nutritionnelles. Une supplémentation en vitamines B, en vitamine D et en minéraux tels que le calcium et le magnésium peut être recommandée dans certains cas.

2. Acides Gras Oméga-3 et Antioxydants Les acides gras oméga-3 et les antioxydants présents dans les poissons gras, les noix et les graines peuvent avoir des effets anti-inflammatoires et bénéfiques pour la santé musculaire chez les patients atteints de MG. Les compléments alimentaires contenant ces nutriments peuvent être utiles dans le cadre d'une alimentation équilibrée.

3. Considération des Régimes Spécialisés (par exemple, Sans Gluten, Méditerranéen) Certains patients atteints de MG peuvent bénéficier de régimes spécialisés tels que les régimes sans gluten ou méditerranéens, qui mettent l'accent sur les aliments entiers, les fruits, les légumes, les grains entiers et les graisses saines. Ces régimes peuvent contribuer à réduire l'inflammation et à améliorer la santé générale.

D. Consultation avec un Diététicien Agréé

1. Importance des Plans Alimentaires Individualisés Chaque patient atteint de MG a des besoins nutritionnels uniques, et il est essentiel de travailler avec un diététicien

agréé pour élaborer un plan alimentaire personnalisé répondant à ses besoins spécifiques.

2. Suivi et Ajustement du Régime en Fonction des Symptômes et de la Réponse au Traitement Les patients doivent surveiller attentivement l'impact de leur alimentation sur leurs symptômes de MG et ajuster leur régime alimentaire en fonction de leur réponse au traitement et de l'évolution de leur état de santé. Un suivi régulier avec un diététicien peut aider à optimiser

IMPORTANCE DE L'EXERCICE PHYSIQUE RÉGULIER ET DE L'ACTIVITÉ PHYSIQUE

L'exercice physique régulier et l'activité physique jouent un rôle crucial dans le maintien d'un mode de vie sain et dans la gestion efficace de nombreuses conditions médicales, y compris les maladies chroniques telles que la myasthénie grave (MG). Voici quelques raisons importantes pour lesquelles l'exercice et l'activité physique sont essentiels :

1. Renforcement Musculaire : L'exercice régulier contribue au renforcement des muscles, ce qui peut aider à améliorer la force musculaire et à prévenir la fonte musculaire associée à la MG. Des exercices de résistance, tels que la musculation légère, peuvent être particulièrement bénéfiques pour renforcer les muscles affaiblis.

2. Amélioration de l'Endurance : L'activité physique régulière peut contribuer à augmenter l'endurance

musculaire et à réduire la fatigue, ce qui est particulièrement important pour les patients atteints de MG qui peuvent éprouver une fatigue excessive due à la maladie.

3. Maintien de la Mobilité : L'exercice aide à maintenir la mobilité articulaire et à prévenir la raideur musculaire, ce qui peut être bénéfique pour les patients atteints de MG qui peuvent présenter une diminution de la mobilité en raison de la faiblesse musculaire.

4. Gestion du Poids : L'exercice régulier contribue à brûler des calories et à maintenir un poids santé, ce qui peut être bénéfique pour les patients atteints de MG qui peuvent être préoccupés par la prise de poids due à certains médicaments ou à une activité physique réduite.

5. Bien-être Mental : L'activité physique régulière est associée à une amélioration de l'humeur, à la réduction du stress et à une meilleure qualité de sommeil, ce qui peut aider à améliorer le bien-être mental des patients atteints de MG.

6. Gestion des Symptômes : L'exercice peut aider à atténuer certains symptômes de la MG, tels que la fatigue et la faiblesse musculaire, en renforçant les muscles et en améliorant l'endurance.

TECHNIQUES DE GESTION DU STRESS

La gestion du stress est essentielle pour maintenir un bien-être mental et physique optimal, surtout pour les personnes atteintes de conditions de santé chroniques telles que la myasthénie grave (MG). Voici quelques techniques efficaces de gestion du stress :

1. Pratique de la Relaxation : La relaxation progressive, la respiration profonde, le yoga et la méditation sont des techniques efficaces pour réduire le stress et favoriser un état de calme intérieur. Ces pratiques peuvent aider à détendre le corps et l'esprit, réduisant ainsi les symptômes de stress et d'anxiété.

2. Activité Physique Régulière : L'exercice régulier est un moyen efficace de réduire le stress en libérant des endorphines, des neurotransmetteurs qui favorisent le bien-être mental. La marche, la natation, le vélo et le jogging sont des activités physiques bénéfiques pour soulager le stress et améliorer l'humeur.

3. Gestion du Temps : Planifier et organiser ses tâches peut aider à réduire le stress lié à la surcharge de travail et aux échéances. Utiliser des listes de tâches, établir des priorités et apprendre à dire non aux engagements excessifs peuvent contribuer à une meilleure gestion du temps et à une réduction du stress.

4. Pratiques de Pleine Conscience : La pleine conscience consiste à être pleinement présent dans le moment présent, en portant une attention particulière à ses pensées, émotions et sensations corporelles sans les juger. La pratique de la pleine conscience peut aider à réduire le stress en favorisant la conscience et l'acceptation de l'instant présent.

5. Soutien Social : Le soutien social est important pour faire face au stress. Passer du temps avec des amis et des proches, partager ses préoccupations et ses émotions, et rechercher un soutien auprès de groupes de soutien peuvent aider à soulager le stress et à renforcer les liens sociaux.

6. Autosoins : Prendre soin de soi est essentiel pour gérer le stress de manière efficace. Cela comprend la pratique de bonnes habitudes de sommeil, une alimentation équilibrée, la réduction de la consommation de substances stimulantes comme la caféine et l'alcool, et l'identification et la gestion des déclencheurs de stress.

7. Techniques de Gestion de l'Anxiété : Des techniques telles que la visualisation positive, la thérapie cognitivo-comportementale (TCC) et la biofeedback peuvent être efficaces pour gérer les symptômes d'anxiété associés au stress.

CHAPITRE DEUX

Fruits and Vegetables Recipes

Smoothie aux Baies Mélangées

Ingrédients :

- 1 tasse de baies mélangées (fraises, myrtilles, framboises)

- 1/2 tasse de yaourt grec

- 1/4 tasse de lait d'amande

Instructions :

1. Dans un mixeur, ajoutez les baies mélangées, le yaourt grec et le lait d'amande.

2. Mélangez à haute vitesse jusqu'à obtenir une consistance lisse et homogène.

3. Si le smoothie est trop épais, ajoutez un peu plus de lait d'amande pour atteindre la consistance désirée.

4. Versez le smoothie dans un verre et servez immédiatement.

Temps de préparation : 5 minutes Nombre de portions : 1

Informations nutritionnelles par portion :

- Calories : 150 calories

- Protéines : 10 g

- Glucides : 20 g

- Lipides : 5 g

SALADE DE LÉGUMES GRILLÉS

Ingrédients :

• 1 courgette

• 2 poivrons (de différentes couleurs si possible)

• 1 aubergine

• 2 cuillères à soupe de vinaigre balsamique

• 4 cuillères à soupe d'huile d'olive

• Sel et poivre noir moulu, au goût

• Herbes fraîches (persil, basilic, ciboulette), hachées finement

Instructions :

1. Préchauffez le grill à feu moyen-élevé.

2. Coupez la courgette, les poivrons et l'aubergine en tranches d'environ 1/4 de pouce d'épaisseur.

3. Badigeonnez les tranches de légumes avec un peu d'huile d'olive et assaisonnez-les avec du sel et du poivre.

4. Placez les tranches de légumes sur le grill chaud et faites-les griller pendant environ 3-4 minutes de chaque côté, ou jusqu'à ce qu'elles soient tendres et marquées par le grill.

5. Retirez les légumes grillés du grill et laissez-les refroidir

légèrement.

6. Dans un petit bol, mélangez le vinaigre balsamique avec le reste de l'huile d'olive. Assaisonnez avec du sel et du poivre selon votre goût.

7. Disposez les tranches de légumes grillés dans un grand saladier. Arrosez-les avec la vinaigrette balsamique et saupoudrez d'herbes fraîches hachées.

8. Remuez délicatement pour bien enrober les légumes de la vinaigrette et les herbes.

9. Servez la salade de légumes grillés tiède ou à température ambiante.

Temps de préparation : 15 minutes Temps de cuisson : 8-10 minutes Nombre de portions : 4

Informations nutritionnelles par portion :

• Calories : 120 calories

• Protéines : 2 g

• Glucides : 10 g

• Lipides : 8 g

SALSA MANGUE

Ingrédients :

- 2 mangues mûres, coupées en dés

- 1/2 oignon rouge, finement haché

- 1/4 tasse de coriandre fraîche, hachée

- 1 jalapeño, épépiné et finement haché

- Jus de 2 limes

- Sel, au goût

Instructions :

1. Dans un bol moyen, combinez les dés de mangue, l'oignon rouge haché, la coriandre fraîche hachée et le jalapeño finement haché.

2. Pressez le jus des deux limes sur les ingrédients dans le bol.

3. Assaisonnez la salsa avec une pincée de sel, selon votre goût, et remuez doucement pour bien mélanger tous les ingrédients.

4. Goûtez et ajustez l'assaisonnement si nécessaire.

5. Couvrez le bol avec une pellicule plastique et laissez reposer la salsa au réfrigérateur pendant au moins 30 minutes avant de servir pour permettre aux saveurs de se mélanger.

Temps de préparation : 10 minutes Temps de repos : 30

minutes Nombre de portions : 4

Informations nutritionnelles par portion :

• Calories : 70 calories

• Protéines : 1 g

• Glucides : 18 g

• Lipides : 0 g

SALADE D'ÉPINARDS ET DE FRAISES

Ingrédients :

- 4 tasses de jeunes pousses d'épinards

- 1 tasse de fraises fraîches, tranchées

- 1/4 tasse de fromage feta émietté

- 2 cuillères à soupe de vinaigre balsamique

- 4 cuillères à soupe d'huile d'olive extra vierge

- Sel et poivre noir moulu, au goût

Instructions :

1. Dans un grand saladier, combinez les jeunes pousses d'épinards, les fraises tranchées et le fromage feta émietté.

2. Dans un petit bol, mélangez le vinaigre balsamique avec l'huile d'olive extra vierge. Assaisonnez avec du sel et du poivre selon votre goût.

3. Versez la vinaigrette balsamique sur la salade d'épinards et de fraises.

4. Mélangez délicatement pour bien enrober tous les ingrédients de la vinaigrette.

5. Servez la salade immédiatement comme entrée ou en accompagnement d'un plat principal.

Temps de préparation : 10 minutes Nombre de portions : 4

Informations nutritionnelles par portion :

- Calories : 120 calories

- Protéines : 2 g

- Glucides : 7 g

- Lipides : 10 g

BOL DE QUINOA AUX LÉGUMES RÔTIS

Ingrédients :

- 1 tasse de quinoa sec

- 2 tasses d'eau ou de bouillon de légumes

- 2 carottes, coupées en rondelles

- 1 tête de brocoli, coupée en petits fleurons

- 1 petite tête de chou-fleur, coupée en petits bouquets

- 2 cuillères à soupe d'huile d'olive

- Sel et poivre noir moulu, au goût

- 2 cuillères à soupe de sauce tahini

Instructions :

1. Préchauffez votre four à 200°C (400°F).

2. Dans un petit bol, rincez le quinoa à l'eau froide pendant quelques secondes. Égouttez-le et réservez.

3. Dans une casserole, portez 2 tasses d'eau ou de bouillon de légumes à ébullition. Ajoutez le quinoa rincé, réduisez le feu à doux, couvrez et laissez mijoter pendant environ 15 minutes, ou jusqu'à ce que tout le liquide soit absorbé et

que le quinoa soit tendre. Retirez du feu et laissez reposer couvert pendant 5 minutes. Ensuite, égrainez le quinoa à l'aide d'une fourchette.

4. Pendant ce temps, disposez les rondelles de carottes, les fleurons de brocoli et les bouquets de chou-fleur sur une plaque de cuisson recouverte de papier sulfurisé.

5. Arrosez les légumes avec de l'huile d'olive et assaisonnez avec du sel et du poivre noir moulu selon votre goût. Mélangez pour bien enrober les légumes d'huile et d'assaisonnement.

6. Placez la plaque au four préchauffé et faites rôtir les légumes pendant environ 20-25 minutes, ou jusqu'à ce qu'ils soient dorés et tendres, en remuant à mi-cuisson.

7. Dans des bols individuels, répartissez le quinoa cuit et les légumes rôtis.

8. Arrosez chaque bol avec une cuillère à soupe de sauce tahini.

9. Servez chaud et dégustez !

Temps de préparation : 10 minutes Temps de cuisson : 20-25 minutes Nombre de portions : 4

Informations nutritionnelles par portion :

• Calories : 300 calories

• Protéines : 9 g

• Glucides : 35 g

• Lipides : 15 g

POIVRONS FARCIS

Ingrédients :

• 4 gros poivrons (de différentes couleurs si possible), coupés en deux et épépinés

• 1 tasse de quinoa cuit

• 1 tasse de haricots noirs cuits

• 1 tasse de maïs en grains (frais, surgelé ou en conserve, égoutté)

• 1 tasse de tomates en dés (fraîches ou en conserve)

• 1 cuillère à café de cumin moulu

• 1 cuillère à café de paprika fumé

• Sel et poivre noir moulu, au goût

• 1/2 tasse de fromage râpé (cheddar, mozzarella, ou votre choix)

• Coriandre fraîche ou persil, hachée (pour garnir, facultatif)

Instructions :

1. Préchauffez votre four à 200°C (400°F).

2. Dans un grand bol, mélangez le quinoa cuit, les haricots noirs cuits, le maïs en grains, les tomates en dés, le cumin moulu et le paprika fumé. Assaisonnez avec du sel et du poivre noir moulu selon votre goût. Mélangez bien pour combiner tous les ingrédients.

3. Disposez les moitiés de poivrons sur une plaque de cuisson tapissée de papier sulfurisé, côté coupé vers le haut.

4. Remplissez généreusement chaque moitié de poivron avec le mélange de quinoa et de légumes.

5. Saupoudrez chaque poivron farci avec du fromage râpé.

6. Couvrez la plaque de cuisson avec du papier d'aluminium et placez-la au four préchauffé.

7. Faites cuire les poivrons farcis au four pendant environ 25-30 minutes, ou jusqu'à ce que les poivrons soient tendres et que le fromage soit fondu et doré.

8. Retirez les poivrons farcis du four et laissez-les refroidir légèrement avant de les servir.

9. Garnissez les poivrons farcis de coriandre fraîche ou de persil haché, si désiré, avant de servir.

Temps de préparation : 15 minutes Temps de cuisson : 25-30 minutes Nombre de portions : 4 (2 moitiés de poivron par portion)

Informations nutritionnelles par portion (2 moitiés de poivron farci) :

• Calories : 350 calories

• Protéines : 15 g

• Glucides : 55 g

• Lipides : 8 g

SALADE CONCOMBRE AVOCAT

Ingrédients :

• 1 concombre, tranché

• 1 avocat mûr, coupé en dés

• 1 tasse de tomates cerises, coupées en deux

• 1/4 d'oignon rouge, tranché finement

• Jus d'un demi-citron

• Sel et poivre noir moulu, au goût

• Coriandre fraîche ou persil, hachée (facultatif)

Instructions :

1. Dans un grand saladier, combinez les tranches de concombre, les dés d'avocat, les tomates cerises coupées en deux et les tranches d'oignon rouge.

2. Arrosez la salade avec le jus de citron fraîchement pressé.

3. Assaisonnez avec du sel et du poivre noir moulu selon votre goût.

4. Mélangez délicatement pour bien enrober tous les ingrédients de jus de citron et d'assaisonnement.

5. Garnissez éventuellement de coriandre fraîche ou de persil haché avant de servir.

Temps de préparation : 10 minutes Nombre de portions : 2-4

Informations nutritionnelles par portion :

• Calories : 150 calories

• Protéines : 3 g

• Glucides : 12 g

• Lipides : 12 g

SALADE DE FRUITS

Ingrédients :

• 2 tasses de pastèque, coupée en dés

• 2 tasses d'ananas, coupé en dés

• 1 tasse de raisins (de préférence sans pépins), coupés en deux

• 2 kiwis, pelés et coupés en dés

Instructions :

1. Dans un grand saladier, mélangez délicatement les dés de pastèque, d'ananas, les raisins coupés en deux et les dés de kiwi.

2. Assurez-vous que les fruits sont bien répartis dans le saladier pour obtenir une salade de fruits colorée et équilibrée.

3. Servez immédiatement ou réfrigérez la salade jusqu'au moment de servir.

Temps de préparation : 15 minutes Nombre de portions : 4

Informations nutritionnelles par portion :

• Calories : 100 calories

• Protéines : 1 g

• Glucides : 25 g

• Lipides : 0 g

CHAPITRE TROIS

Whole Grains Recipes

Salade de Quinoa

Ingrédients :

• 1 tasse de quinoa cuit et refroidi

• 1 concombre, coupé en dés

• 1 tasse de tomates cerises, coupées en deux

• 1/2 tasse de haricots noirs cuits et égouttés

• Jus de 2 citrons verts

• 2 cuillères à soupe d'huile d'olive

• 1 cuillère à café de miel (facultatif)

• Sel et poivre noir moulu, au goût

• Coriandre fraîche, hachée (facultatif)

Instructions :

1. Dans un grand saladier, mélangez délicatement le quinoa cuit, les dés de concombre, les tomates cerises coupées en deux et les haricots noirs cuits et égouttés.

2. Dans un petit bol, préparez la vinaigrette en mélangeant le jus de citron vert, l'huile d'olive et le miel (si vous utilisez) jusqu'à ce que le tout soit bien combiné. Assaisonnez avec du sel et du poivre noir moulu selon votre goût.

3. Versez la vinaigrette sur la salade de quinoa et mélangez délicatement pour bien enrober tous les ingrédients.

4. Garnissez éventuellement de coriandre fraîche hachée avant de servir.

Temps de préparation : 15 minutes Nombre de portions : 4

Informations nutritionnelles par portion :

- Calories : 250 calories
- Protéines : 8 g
- Glucides : 35 g
- Lipides : 9 g

SAUTEUSE DE RIZ BRUN AUX LÉGUMES

Ingrédients :

• 2 tasses de riz brun cuit

• 2 tasses de légumes mélangés (comme des poivrons, des carottes, des pois mange-tout, des champignons, etc.), coupés en dés ou en tranches

• 2 cuillères à soupe d'huile d'olive ou d'huile de sésame

• 2 cuillères à soupe de sauce soja (utilisez une variété faible en sodium si vous préférez)

• 2 gousses d'ail, émincées

• 1 cuillère à café de gingembre frais râpé (facultatif)

• Poivre noir moulu, au goût

• Graines de sésame, pour garnir (facultatif)

• Oignons verts, tranchés finement, pour garnir (facultatif)

Instructions :

1. Dans une grande poêle ou un wok, chauffez l'huile d'olive ou l'huile de sésame à feu moyen.

2. Ajoutez les gousses d'ail émincées et le gingembre râpé

(si vous utilisez) dans la poêle chauffée. Faites-les sauter pendant environ 1 minute jusqu'à ce qu'ils deviennent parfumés.

3. Ajoutez les légumes coupés dans la poêle et faites-les sauter pendant 5 à 7 minutes, ou jusqu'à ce qu'ils soient tendres mais encore croquants.

4. Ajoutez le riz brun cuit dans la poêle avec les légumes sautés. Mélangez bien pour combiner tous les ingrédients.

5. Versez la sauce soja sur le mélange de riz et de légumes. Assaisonnez avec du poivre noir moulu selon votre goût. Continuez à faire sauter pendant 2 à 3 minutes de plus, en remuant fréquemment.

6. Une fois que tous les ingrédients sont chauds et bien enrobés de sauce soja, retirez la poêle du feu.

7. Garnissez éventuellement de graines de sésame et d'oignons verts tranchés avant de servir.

Temps de préparation : 10 minutes Temps de cuisson : 10-15 minutes Nombre de portions : 4

Informations nutritionnelles par portion :

• Calories : 250 calories

• Protéines : 5 g

• Glucides : 35 g

• Lipides : 10 g

PÂTES PRIMAVERA AU BLÉ ENTIER

Ingrédients :

• 300 g de pâtes au blé entier (spaghetti, penne, farfalle, etc.)

• 2 courgettes, coupées en dés

• 2 poivrons (de différentes couleurs si possible), coupés en dés

• 1 tête de brocoli, coupée en petits bouquets

• 2 cuillères à soupe d'huile d'olive

• 2 gousses d'ail, émincées

• 2 tasses de sauce marinara

• Sel et poivre noir moulu, au goût

• Fromage râpé (parmesan, mozzarella, etc.) pour garnir (facultatif)

• Basilic frais, haché, pour garnir (facultatif)

Instructions :

1. Faites cuire les pâtes au blé entier selon les instructions sur l'emballage dans une grande casserole d'eau bouillante salée. Égouttez-les et réservez.

2. Pendant ce temps, dans une grande poêle, chauffez l'huile d'olive à feu moyen. Ajoutez les courgettes, les

poivrons et les bouquets de brocoli dans la poêle chaude. Faites sauter les légumes pendant 5 à 7 minutes, ou jusqu'à ce qu'ils soient tendres mais encore croquants.

3. Ajoutez les gousses d'ail émincées dans la poêle avec les légumes sautés. Faites-les revenir pendant environ 1 minute jusqu'à ce qu'ils deviennent parfumés.

4. Versez la sauce marinara dans la poêle avec les légumes sautés. Assaisonnez avec du sel et du poivre noir moulu selon votre goût. Mélangez bien pour combiner tous les ingrédients.

5. Ajoutez les pâtes cuites dans la poêle avec la sauce et les légumes. Mélangez délicatement pour enrober les pâtes de sauce et de légumes.

6. Une fois que tous les ingrédients sont chauds et bien combinés, retirez la poêle du feu.

7. Servez les pâtes primavera au blé entier chaudes, garnies de fromage râpé et de basilic frais haché si désiré.

Temps de préparation : 10 minutes Temps de cuisson : 15 minutes Nombre de portions : 4

Informations nutritionnelles par portion :

• Calories : 400 calories

• Protéines : 12 g

• Glucides : 65 g

• Lipides : 12 g

SOUPE À L'ORGE

Ingrédients :

- 1 tasse d'orge perlé

- 2 carottes, coupées en dés

- 2 branches de céleri, coupées en dés

- 1 oignon, haché

- 4 tasses de bouillon de légumes

- 2 gousses d'ail, émincées

- 2 cuillères à soupe d'huile d'olive

- Sel et poivre noir moulu, au goût

- Persil frais, haché, pour garnir (facultatif)

Instructions :

1. Dans une grande casserole, chauffez l'huile d'olive à feu moyen. Ajoutez les oignons hachés et faites-les revenir pendant quelques minutes jusqu'à ce qu'ils soient translucides.

2. Ajoutez l'ail émincé dans la casserole avec les oignons et faites-le revenir pendant environ une minute jusqu'à ce qu'il devienne parfumé.

3. Ajoutez les carottes coupées en dés et le céleri coupé en dés dans la casserole avec les oignons et l'ail. Faites sauter les légumes pendant quelques minutes jusqu'à ce qu'ils commencent à ramollir légèrement.

4. Ajoutez l'orge perlé dans la casserole avec les légumes sautés. Mélangez bien pour enrober l'orge des saveurs des légumes.

5. Versez le bouillon de légumes dans la casserole avec l'orge et les légumes. Assaisonnez avec du sel et du poivre noir moulu selon votre goût.

6. Portez le mélange à ébullition, puis réduisez le feu à doux. Couvrez et laissez mijoter pendant environ 45 minutes à 1 heure, ou jusqu'à ce que l'orge soit tendre.

7. Remuez la soupe de temps en temps pendant la cuisson pour éviter que l'orge ne colle au fond de la casserole.

8. Une fois que l'orge est tendre et que les légumes sont cuits, retirez la casserole du feu.

9. Servez la soupe à l'orge chaude, garnie de persil frais haché si désiré.

Temps de préparation : 10 minutes Temps de cuisson : 45 minutes à 1 heure Nombre de portions : 4-6

Informations nutritionnelles par portion :

• Calories : 200 calories

• Protéines : 5 g

• Glucides : 35 g

• Lipides : 5 g

SALADE DE BOULGOUR

Ingrédients :

• 1 tasse de boulgour cuit

• 1/4 tasse de persil frais, haché

• 2 cuillères à soupe de menthe fraîche, hachée

• 1/2 tasse de tomates, coupées en dés

• 1/2 concombre, coupé en dés

• Jus d'un citron

• 2 cuillères à soupe d'huile d'olive

• Sel et poivre noir moulu, au goût

Instructions :

1. Dans un grand saladier, mélangez le boulgour cuit, le persil frais haché, la menthe fraîche hachée, les dés de tomates et les dés de concombre.

2. Arrosez la salade avec le jus de citron frais et l'huile d'olive.

3. Assaisonnez avec du sel et du poivre noir moulu selon votre goût.

4. Mélangez délicatement tous les ingrédients jusqu'à ce qu'ils soient bien combinés et enrobés de jus de citron et

d'huile d'olive.

5. Réfrigérez la salade pendant au moins 30 minutes avant de servir pour permettre aux saveurs de se mélanger.

6. Avant de servir, vérifiez l'assaisonnement et ajustez si nécessaire.

7. Servez la salade de boulgour fraîche en accompagnement ou en plat principal.

Temps de préparation : 10 minutes Temps de repos : 30 minutes Nombre de portions : 4

Informations nutritionnelles par portion :

• Calories : 150 calories

• Protéines : 3 g

• Glucides : 20 g

• Lipides : 7 g

RISOTTO DE FARRO

Ingrédients :

- 1 tasse de farro

- 4 tasses de bouillon de légumes chaud

- 2 cuillères à soupe d'huile d'olive

- 1 oignon, finement haché

- 2 gousses d'ail, émincées

- 200 g de champignons, tranchés

- 1/2 tasse de petits pois (frais ou surgelés)

- 1/4 tasse de fromage parmesan râpé

- Sel et poivre noir moulu, au goût

- Persil frais, haché, pour garnir (facultatif)

Instructions :

1. Dans une casserole moyenne, chauffez l'huile d'olive à feu moyen. Ajoutez l'oignon haché et faites-le revenir pendant quelques minutes jusqu'à ce qu'il soit translucide.

2. Ajoutez les gousses d'ail émincées dans la casserole avec l'oignon et faites-les revenir pendant environ une minute jusqu'à ce qu'elles deviennent parfumées.

3. Ajoutez les champignons tranchés dans la casserole avec l'oignon et l'ail. Faites-les sauter pendant environ 5 minutes jusqu'à ce qu'ils soient dorés et commencent à

rendre leur jus.

4. Ajoutez le farro dans la casserole avec les champignons sautés. Remuez pour enrober le farro des saveurs des champignons, de l'oignon et de l'ail.

5. Ajoutez une louche de bouillon de légumes chaud dans la casserole avec le farro. Remuez jusqu'à ce que le liquide soit absorbé.

6. Continuez à ajouter le bouillon de légumes, une louche à la fois, en remuant fréquemment et en attendant que le liquide soit absorbé avant d'ajouter la louche suivante. Cela prendra environ 30-35 minutes.

7. Lorsque le farro est cuit à la texture désirée (il doit être tendre mais encore légèrement ferme), ajoutez les petits pois dans la casserole avec le farro cuit. Remuez pour les réchauffer.

8. Incorporer le fromage parmesan râpé dans le risotto de farro, en remuant jusqu'à ce qu'il soit fondu et que le risotto soit crémeux.

9. Assaisonnez avec du sel et du poivre noir moulu selon votre goût.

10. Garnissez éventuellement de persil frais haché avant de servir.

Temps de préparation : 10 minutes Temps de cuisson : 30-35 minutes Nombre de portions : 4

Informations nutritionnelles par portion :

• Calories : 300 calories

• Protéines : 9 g

• Glucides : 45 g

• Lipides : 10 g

TOAST DE GRAINS ENTIERS À L'AVOCAT

Ingrédients :

• 4 tranches de pain complet

• 2 avocats mûrs

• 1 tomate, tranchée

• Sel de mer, au goût

• Poivre noir moulu (facultatif)

• Flocons de piment rouge (facultatif)

• Jus de citron (facultatif)

• Feuilles de basilic frais (facultatif)

Instructions :

1. Faites griller les tranches de pain complet dans un grille-pain ou sur une poêle grillée jusqu'à ce qu'elles soient dorées et croustillantes.

2. Pendant ce temps, coupez les avocats en deux, retirez les noyaux et retirez la chair dans un bol. Écrasez l'avocat à la fourchette jusqu'à obtenir une consistance lisse et crémeuse.

3. Tartinez généreusement chaque tranche de pain grillé avec la purée d'avocat.

4. Disposez quelques tranches de tomate sur le dessus de l'avocat écrasé.

5. Saupoudrez légèrement de sel de mer sur les tranches de tomate.

6. Pour plus de saveur, vous pouvez ajouter une pincée de poivre noir moulu ou de flocons de piment rouge, ainsi qu'un filet de jus de citron frais sur les tranches de tomate.

7. Garnissez éventuellement de quelques feuilles de basilic frais pour une touche d'arôme supplémentaire.

8. Servez immédiatement et dégustez votre toast à l'avocat et aux tomates !

Temps de préparation : 10 minutes Nombre de portions : 4

POIVRONS FARCI AU QUINOA

Ingrédients :

• 4 gros poivrons (de différentes couleurs si possible), coupés en deux et épépinés

• 1 tasse de quinoa cuit

• 1 tasse de haricots noirs cuits

• 1 tasse de maïs en grains (frais, surgelé ou en conserve, égoutté)

• 1/2 tasse de salsa

• Sel et poivre noir moulu, au goût

• Fromage râpé (cheddar, mozzarella, ou votre choix), pour garnir (facultatif)

• Coriandre fraîche, hachée, pour garnir (facultatif)

Instructions :

1. Préchauffez votre four à 200°C (400°F).

2. Dans un grand bol, mélangez le quinoa cuit, les haricots noirs cuits, le maïs en grains et la salsa. Assaisonnez avec du sel et du poivre noir moulu selon votre goût. Mélangez bien pour combiner tous les ingrédients.

3. Disposez les moitiés de poivrons sur une plaque de cuisson tapissée de papier sulfurisé, côté coupé vers le haut.

4. Remplissez généreusement chaque moitié de poivron avec le mélange de quinoa et de légumes.

5. Couvrez la plaque de cuisson avec du papier d'aluminium et placez-la au four préchauffé.

6. Faites cuire les poivrons farcis au four pendant environ 25-30 minutes, ou jusqu'à ce que les poivrons soient tendres.

7. Retirez les poivrons farcis du four et saupoudrez-les éventuellement de fromage râpé.

8. Remettez les poivrons farcis au four non couverts et faites-les cuire pendant encore 5 minutes, ou jusqu'à ce que le fromage soit fondu et doré.

9. Garnissez éventuellement de coriandre fraîche hachée avant de servir.

Temps de préparation : 15 minutes Temps de cuisson : 25-30 minutes Nombre de portions : 4 (2 moitiés de poivron par portion)

Note : Vous pouvez également ajouter d'autres ingrédients à la farce, comme des oignons, des tomates, des épinards, ou des épices selon vos préférences.

CHAPITRE QUATRE

Lean Proteins Recipes

Brochettes de Poulet Grillé

Ingrédients :

• 500 g de blancs de poulet, coupés en gros dés

• Jus de 2 citrons

• 3 cuillères à soupe d'huile d'olive

• 2 gousses d'ail, émincées

• 1 cuillère à soupe d'herbes de Provence (ou mélange d'herbes de votre choix)

• Sel et poivre noir moulu, au goût

• Brochettes en bois ou en métal, trempées dans l'eau pendant 30 minutes

Instructions :

1. Dans un bol, mélangez le jus de citron, l'huile d'olive, l'ail émincé, les herbes de Provence, du sel et du poivre.

2. Ajoutez les dés de poulet dans le bol avec la marinade. Mélangez bien pour enrober uniformément le poulet. Couvrez le bol et laissez mariner au réfrigérateur pendant au moins 30 minutes, ou idéalement pendant plusieurs heures pour permettre aux saveurs de se développer.

3. Préchauffez votre grill à feu moyen à élevé.

4. Enfilez les morceaux de poulet mariné sur les brochettes trempées, en laissant un peu d'espace entre chaque morceau pour une cuisson uniforme.

5. Huilez légèrement la grille du gril pour éviter que les brochettes ne collent. Placez les brochettes de poulet sur le gril préchauffé.

6. Faites cuire les brochettes de poulet pendant environ 8 à 10 minutes de chaque côté, ou jusqu'à ce qu'elles soient bien dorées et que le poulet soit cuit à travers.

7. Retirez les brochettes de poulet du gril et laissez-les reposer quelques minutes avant de les servir.

8. Servez les brochettes de poulet grillé chaudes, accompagnées de vos accompagnements préférés.

Temps de préparation : 10 minutes (plus le temps de marinade) Temps de cuisson : 16-20 minutes Nombre de portions : 4

Note : Assurez-vous de surveiller attentivement les brochettes pendant la cuisson pour éviter qu'elles ne brûlent.

SAUMON AU FOUR À L'ANETH

Ingrédients :

• 4 filets de saumon (environ 150 g chacun)

• Jus de 1 citron

• 2 gousses d'ail, émincées

• 2 cuillères à soupe d'aneth frais haché

• Sel et poivre noir moulu, au goût

• Tranches de citron (pour garnir, facultatif)

• Brins d'aneth frais (pour garnir, facultatif)

Instructions :

1. Préchauffez votre four à 200°C (environ 400°F).

2. Disposez les filets de saumon dans un plat de cuisson tapissé de papier sulfurisé ou légèrement huilé.

3. Arrosez les filets de saumon avec le jus de citron frais.

4. Répartissez uniformément les gousses d'ail émincées sur les filets de saumon.

5. Saupoudrez généreusement les filets de saumon avec de l'aneth frais haché.

6. Assaisonnez les filets de saumon avec du sel et du poivre noir moulu selon votre goût.

7. Si désiré, déposez quelques tranches de citron sur les filets de saumon pour plus de saveur et de présentation.

8. Placez le plat de cuisson avec les filets de saumon au four préchauffé.

9. Faites cuire le saumon au four pendant environ 12 à 15 minutes, ou jusqu'à ce qu'il soit cuit à votre goût et qu'il s'effiloche facilement à la fourchette.

10. Retirez le saumon du four et laissez-le reposer quelques minutes avant de le servir.

11. Garnissez éventuellement avec des brins d'aneth frais avant de servir.

Temps de préparation : 10 minutes Temps de cuisson : 12-15 minutes Nombre de portions : 4

Note : Vous pouvez ajuster la quantité d'ail, d'aneth et de citron selon vos préférences de goût.

WRAPS DE DINDE DANS DES FEUILLES DE LAITUE

Ingrédients :

• Feuilles de laitue (laitue romaine, laitue iceberg, ou votre choix)

• 200 g de poitrine de dinde coupée en tranches fines

• 1 avocat mûr, tranché

• 1/2 concombre, tranché en fines rondelles

• 1/2 tasse de houmous

• Jus de citron (facultatif)

• Sel et poivre noir moulu, au goût

Instructions :

1. Lavez et séchez délicatement les feuilles de laitue, puis disposez-les sur une surface de travail.

2. Sur chaque feuille de laitue, déposez quelques tranches de poitrine de dinde.

3. Ajoutez ensuite quelques tranches d'avocat sur le dessus de la dinde.

4. Placez quelques rondelles de concombre sur l'avocat.

5. Étalez une cuillerée de houmous sur la garniture de dinde, avocat et concombre.

6. Assaisonnez légèrement avec du jus de citron frais, du sel et du poivre noir moulu selon votre goût.

7. Roulez les feuilles de laitue fermement autour de la garniture pour former des wraps.

8. Coupez éventuellement les wraps en deux et servez-les immédiatement.

Temps de préparation : 10 minutes Nombre de portions : Varie selon la taille des feuilles de laitue

Note : Vous pouvez personnaliser ces wraps en ajoutant d'autres légumes, comme des tomates cerises coupées en deux, des carottes râpées, ou des poivrons tranchés. De plus, vous pouvez utiliser du jus de citron pour ajouter de la fraîcheur aux wraps.

SAUTE DE TOFU AUX LÉGUMES

Ingrédients :

- 400 g de tofu ferme, coupé en cubes

- 2 cuillères à soupe d'huile végétale

- 2 tasses de légumes mélangés (comme des poivrons, des carottes, des pois mange-tout, des champignons, etc.), coupés en dés ou en tranches

- 1/4 tasse de sauce teriyaki (assurez-vous qu'elle est végétalienne si nécessaire)

- 2 cuillères à soupe de sauce soja

- 2 gousses d'ail, émincées

- 1 cuillère à soupe de gingembre frais râpé (facultatif)

- 4 tasses de riz brun cuit, chaud

Instructions :

1. Dans une grande poêle ou un wok, chauffez l'huile végétale à feu moyen.

2. Ajoutez les cubes de tofu dans la poêle chauffée et faites-les sauter pendant environ 5 minutes, ou jusqu'à ce qu'ils soient dorés sur tous les côtés. Retirez-les de la poêle et réservez.

3. Dans la même poêle, ajoutez un peu plus d'huile si

nécessaire, puis ajoutez les légumes coupés. Faites sauter les légumes pendant environ 5-7 minutes, ou jusqu'à ce qu'ils soient tendres mais encore croquants.

4. Ajoutez l'ail émincé et le gingembre râpé (si vous utilisez) dans la poêle avec les légumes sautés. Faites-les sauter pendant environ 1 minute jusqu'à ce qu'ils deviennent parfumés.

5. Remettez les cubes de tofu dans la poêle avec les légumes sautés.

6. Ajoutez la sauce teriyaki et la sauce soja dans la poêle avec le tofu et les légumes. Mélangez bien pour enrober tous les ingrédients de la sauce.

7. Laissez mijoter pendant quelques minutes pour que tous les ingrédients soient bien chauds et que les saveurs se mélangent.

8. Servez le mélange de tofu et de légumes sur du riz brun cuit chaud.

Temps de préparation : 15 minutes Temps de cuisson : 15 minutes Nombre de portions : 4

Note : Vous pouvez ajouter d'autres légumes de votre choix ou ajuster la quantité de sauce teriyaki selon vos préférences de goût.

SOUPE AUX LENTILLES

Ingrédients :

- 1 tasse de lentilles (vertes ou brunes), rincées et égouttées
- 2 carottes, coupées en dés
- 2 branches de céleri, coupées en dés
- 1 oignon, haché
- 2 gousses d'ail, émincées
- 6 tasses de bouillon de légumes
- 2 cuillères à soupe d'huile d'olive
- 1 cuillère à café de cumin moulu
- 1 cuillère à café de paprika
- Sel et poivre noir moulu, au goût
- Persil frais, haché, pour garnir (facultatif)

Instructions :

1. Dans une grande casserole, chauffez l'huile d'olive à feu moyen. Ajoutez l'oignon haché et faites-le revenir pendant quelques minutes jusqu'à ce qu'il soit translucide.

2. Ajoutez les gousses d'ail émincées dans la casserole avec l'oignon et faites-les revenir pendant environ une minute jusqu'à ce qu'elles deviennent parfumées.

3. Ajoutez les carottes coupées en dés et le céleri coupé en dés dans la casserole avec l'oignon et l'ail. Faites sauter les légumes pendant quelques minutes jusqu'à ce qu'ils commencent à ramollir légèrement.

4. Ajoutez les lentilles rincées et égouttées dans la casserole avec les légumes sautés. Mélangez bien pour combiner tous les ingrédients.

5. Versez le bouillon de légumes dans la casserole avec les légumes et les lentilles. Assaisonnez avec le cumin moulu, le paprika, du sel et du poivre noir moulu selon votre goût.

6. Portez le mélange à ébullition, puis réduisez le feu à doux. Couvrez et laissez mijoter pendant environ 30 à 40 minutes, ou jusqu'à ce que les lentilles et les légumes soient tendres.

7. Remuez la soupe de temps en temps pendant la cuisson pour éviter que les lentilles ne collent au fond de la casserole.

8. Une fois que les lentilles et les légumes sont tendres, retirez la casserole du feu.

9. Servez la soupe aux lentilles chaude, garnie de persil frais haché si désiré.

Temps de préparation : 10 minutes Temps de cuisson : 30-40 minutes Nombre de portions : 4-6

Note : Vous pouvez ajouter d'autres légumes ou des herbes selon vos préférences. Cette soupe est délicieuse servie avec une tranche de pain frais.

OMELETTE AUX BLANCS D'OŒUFS

Ingrédients :

- 6 blancs d'œufs

- 1 tasse d'épinards frais, hachés

- 1/2 tasse de champignons, tranchés

- 1/2 poivron rouge, coupé en dés

- 1/4 tasse de fromage râpé (parmesan, mozzarella, ou votre choix)

- 1 cuillère à soupe d'huile d'olive

- Sel et poivre noir moulu, au goût

- Persil frais, haché, pour garnir (facultatif)

Instructions :

1. Dans une petite poêle antiadhésive, chauffez l'huile d'olive à feu moyen. Ajoutez les épinards hachés, les champignons tranchés et les dés de poivron rouge dans la poêle chauffée. Faites sauter les légumes pendant environ 5 minutes, ou jusqu'à ce qu'ils soient tendres. Retirez-les de la poêle et réservez.

2. Dans un bol moyen, battez les blancs d'œufs jusqu'à ce qu'ils soient mousseux. Assaisonnez avec du sel et du poivre noir moulu selon votre goût.

3. Dans la même poêle antiadhésive, versez les blancs d'œufs battus. Laissez cuire pendant quelques minutes jusqu'à ce que les bords commencent à prendre.

4. À l'aide d'une spatule, soulevez délicatement les bords de l'omelette et inclinez la poêle pour laisser couler les parties non cuites vers le bas.

5. Lorsque l'omelette est presque prise mais encore légèrement baveuse au centre, répartissez le mélange de légumes sautés sur la moitié de l'omelette.

6. Saupoudrez le fromage râpé sur le dessus du mélange de légumes sautés.

7. À l'aide de la spatule, pliez l'autre moitié de l'omelette sur la garniture de légumes et de fromage.

8. Laissez cuire encore quelques minutes jusqu'à ce que le fromage soit fondu et que l'omelette soit bien prise.

9. Glissez l'omelette sur une assiette, garnissez éventuellement de persil frais haché avant de servir.

Temps de préparation : 10 minutes Temps de cuisson : 10 minutes Nombre de portions : 1-2

Note : Vous pouvez personnaliser cette omelette en ajoutant d'autres légumes, des herbes fraîches, ou des épices selon vos préférences.

SALADE DE CREVETTES GRILLÉES

Ingrédients :

- 300 g de crevettes, décortiquées et déveinées
- 4 tasses de mélange de jeunes pousses de salade
- 1 avocat mûr, coupé en tranches
- 1 tasse de tomates cerises, coupées en deux
- 2 cuillères à soupe d'huile d'olive
- Sel et poivre noir moulu, au goût
- Pour la vinaigrette citronnée :
- Jus de 1 citron
- 2 cuillères à soupe de vinaigre de vin blanc
- 1 cuillère à soupe de miel
- 1/4 tasse d'huile d'olive extra vierge
- Sel et poivre noir moulu, au goût

Instructions :

1. Préchauffez votre gril à feu moyen-élevé.
2. Assaisonnez les crevettes avec de l'huile d'olive, du sel et

du poivre noir moulu.

3. Faites griller les crevettes sur le gril préchauffé pendant environ 2-3 minutes de chaque côté, ou jusqu'à ce qu'elles soient roses et bien cuites. Retirez-les du gril et réservez.

4. Pendant ce temps, dans un petit bol, mélangez le jus de citron, le vinaigre de vin blanc, le miel, de l'huile d'olive, du sel et du poivre pour préparer la vinaigrette citronnée.

5. Dans un grand saladier, disposez les jeunes pousses de salade mélangées.

6. Disposez les tranches d'avocat et les tomates cerises sur les feuilles de salade.

7. Disposez les crevettes grillées sur le dessus de la salade.

8. Arrosez la salade de crevettes avec la vinaigrette citronnée juste avant de servir.

9. Servez immédiatement et dégustez votre salade de crevettes grillées.

Temps de préparation : 10 minutes Temps de cuisson : 5-6 minutes Nombre de portions : 2-4

Note : Vous pouvez personnaliser cette salade en ajoutant d'autres ingrédients comme des tranches de concombre, des oignons rouges tranchés, ou des graines de tournesol grillées pour plus de croquant.

BOL DE QUINOA AU POULET

Ingrédients :

- 2 tasses de quinoa cuit
- 2 poitrines de poulet, grillées et tranchées
- 2 tasses de brocoli, cuits à la vapeur
- 1/4 tasse de sauce tahini
- Sel et poivre noir moulu, au goût
- Graines de sésame (pour garnir, facultatif)
- Persil frais, haché (pour garnir, facultatif)

Instructions :

1. Répartissez le quinoa cuit dans des bols individuels.

2. Disposez les tranches de poulet grillées sur le dessus du quinoa dans chaque bol.

3. Ajoutez le brocoli cuit à la vapeur sur le côté du poulet dans chaque bol.

4. Dans un petit bol, diluez la sauce tahini avec un peu d'eau pour obtenir une consistance plus fluide, puis versez-la uniformément sur les bols de quinoa, poulet et brocoli.

5. Assaisonnez avec du sel et du poivre noir moulu selon votre goût.

6. Garnissez éventuellement de graines de sésame et de persil frais haché pour plus de saveur et de présentation.

7. Servez immédiatement et dégustez votre bol de quinoa au poulet avec une touche de sauce tahini.

Temps de préparation : 10 minutes Temps de cuisson : 20 minutes Nombre de portions : 2-4

Note : Vous pouvez personnaliser ce bol en ajoutant d'autres légumes comme des carottes râpées, des tomates cerises coupées en deux, ou des tranches d'avocat. De plus, vous pouvez ajouter des épices comme du cumin ou du paprika au poulet pour plus de saveur.

CHAPITRE CINQ

Healthy Fats Recipes

Toast à l'Avocat

Ingrédients :

• 2 tranches de pain complet

• 1 avocat mûr

• Flocons de piment rouge (facultatif)

• Sel de mer

• Poivre noir moulu

Instructions :

1. Faites griller les tranches de pain complet jusqu'à ce qu'elles soient dorées et croustillantes.

2. Pendant ce temps, coupez l'avocat en deux, retirez le noyau et la peau, puis écrasez la chair dans un bol à l'aide d'une fourchette jusqu'à obtenir une consistance lisse et crémeuse.

3. Étalez généreusement la purée d'avocat sur les tranches de pain grillé.

4. Saupoudrez de flocons de piment rouge et de sel de mer sur le dessus de l'avocat écrasé selon votre goût.

5. Ajoutez une pincée de poivre noir moulu pour relever les saveurs.

6. Servez immédiatement et dégustez votre toast à l'avocat délicieusement préparé.

Temps de préparation : 5 minutes Nombre de portions : 2

Note : Vous pouvez personnaliser ce toast en ajoutant d'autres garnitures, telles que des graines de sésame, des tomates cerises coupées en deux, ou un filet de jus de citron pour plus de fraîcheur.

SMOOTHIE À LA BANANE ET AU BEURRE D'AMANDE

Ingrédients :

- 1 banane mûre, pelée et coupée en morceaux
- 2 cuillères à soupe de beurre d'amande
- 1 tasse de feuilles d'épinards frais
- 1 tasse de lait d'amande non sucré
- Une pincée de cannelle en poudre

Instructions :

1. Dans un blender, ajoutez les morceaux de banane, le beurre d'amande, les feuilles d'épinards, le lait d'amande et la cannelle en poudre.

2. Mélangez jusqu'à obtenir une consistance lisse et homogène.

3. Si nécessaire, arrêtez le blender et grattez les côtés pour vous assurer que tous les ingrédients sont bien incorporés.

4. Une fois que le smoothie est bien lisse, versez-le dans des verres et servez immédiatement.

5. Vous pouvez éventuellement ajouter des glaçons si vous préférez un smoothie plus frais.

Temps de préparation : 5 minutes Nombre de portions : 1-2

Note : Vous pouvez personnaliser ce smoothie en ajoutant une cuillère à café de miel ou de sirop d'érable pour plus de douceur, ou en incorporant d'autres ingrédients comme des graines de chia ou des protéines en poudre pour un boost nutritionnel supplémentaire.

PARFAIT AU YAOURT GREC

Ingrédients :

• 1 tasse de yaourt grec nature

• 1/2 tasse de baies mélangées (fraises, myrtilles, framboises)

• 1/4 tasse de granola

• 1 cuillère à soupe de miel

Instructions :

1. Dans un verre ou un bol transparent, déposez une couche de yaourt grec nature au fond.

2. Ajoutez une couche de baies mélangées sur le dessus du yaourt grec.

3. Saupoudrez une couche de granola sur les baies mélangées.

4. Répétez les couches jusqu'à ce que le verre soit presque plein, en terminant par une couche de granola sur le dessus.

5. Arrosez le dessus du parfait avec une cuillère à soupe de miel.

6. Servez immédiatement et dégustez votre parfait au yaourt grec délicieusement préparé !

Temps de préparation : 5 minutes Nombre de portions : 1

Note : Vous pouvez personnaliser ce parfait en ajoutant d'autres fruits, comme des tranches de banane ou des quartiers d'orange, et en variant les types de granola selon vos préférences.

SALADE DE SAUMON

Ingrédients :

- 2 filets de saumon, cuits et émiettés

- 4 tasses de mélange de jeunes pousses de salade

- 1 avocat mûr, coupé en tranches

- 1 concombre, coupé en dés

- Pour la vinaigrette au citron et à l'aneth :

- Jus de 1 citron

- 3 cuillères à soupe d'huile d'olive extra vierge

- 1 cuillère à soupe d'aneth frais, haché

- Sel et poivre noir moulu, au goût

Instructions :

1. Dans un grand bol, disposez les jeunes pousses de salade mélangées.

2. Répartissez les tranches d'avocat et les dés de concombre sur les feuilles de salade.

3. Émiettez les filets de saumon cuits sur le dessus de la salade.

4. Dans un petit bol, mélangez le jus de citron, l'huile d'olive, l'aneth frais haché, du sel et du poivre pour préparer

la vinaigrette au citron et à l'aneth.

5. Arrosez la salade de saumon avec la vinaigrette au citron et à l'aneth juste avant de servir.

6. Mélangez légèrement pour bien enrober tous les ingrédients de la vinaigrette.

7. Servez immédiatement et dégustez votre salade de saumon fraîche et savoureuse.

Temps de préparation : 10 minutes Nombre de portions : 2-4

Note : Vous pouvez personnaliser cette salade en ajoutant d'autres légumes ou ingrédients, comme des tomates cerises coupées en deux, des olives, ou des quartiers d'orange pour plus de variété de saveurs.

PUDDING DE GRAINES DE CHIA

Ingrédients :

• 1/4 tasse de graines de chia

• 1 tasse de lait d'amande non sucré

• 1 cuillère à café d'extrait de vanille

• Fruits frais (fraises, myrtilles, kiwi, etc.), pour garnir

Instructions :

1. Dans un bol, mélangez les graines de chia, le lait d'amande et l'extrait de vanille.

2. Remuez bien pour vous assurer que les graines de chia sont complètement immergées dans le lait.

3. Couvrez le bol et placez-le au réfrigérateur pendant au moins 4 heures, de préférence toute la nuit, afin que le mélange épaississe et prenne une consistance de pudding.

4. Une fois que le pudding de graines de chia a épaissi, retirez-le du réfrigérateur.

5. Remuez le pudding pour vous assurer qu'il est bien mélangé et qu'il n'y a pas de grumeaux.

6. Répartissez le pudding dans des bols individuels ou des verres.

7. Garnissez de fruits frais coupés juste avant de servir.

8. Servez immédiatement et dégustez votre pudding de graines de chia frais et délicieux.

Temps de préparation : 5 minutes Temps d'attente : 4 heures minimum (idéalement toute la nuit) Nombre de portions : 1-2

Note : Vous pouvez personnaliser ce pudding en ajoutant d'autres ingrédients comme du miel ou du sirop d'érable pour plus de douceur, ou en saupoudrant de la cannelle ou du cacao en poudre pour plus de saveur.

SALADE DE QUINOA AUX NOIX

Ingrédients :

- 2 tasses de quinoa cuit

- 1/2 tasse d'amandes effilées, toastées

- 1/2 tasse de canneberges séchées

- Pour la vinaigrette au citron :

- Jus de 1 citron

- 3 cuillères à soupe d'huile d'olive extra vierge

- Sel et poivre noir moulu, au goût

Instructions :

1. Dans un grand bol, mélangez le quinoa cuit, les amandes effilées toastées et les canneberges séchées.

2. Dans un petit bol, mélangez le jus de citron, l'huile d'olive, du sel et du poivre pour préparer la vinaigrette au citron.

3. Versez la vinaigrette au citron sur le quinoa, les amandes et les canneberges.

4. Mélangez délicatement pour bien enrober tous les ingrédients de la vinaigrette.

5. Goûtez et ajustez l'assaisonnement selon vos

préférences, en ajoutant plus de sel et de poivre si nécessaire.

6. Servez la salade de quinoa aux noix à température ambiante ou réfrigérée.

7. Vous pouvez également garnir la salade de quelques feuilles de persil frais hachées pour plus de fraîcheur et de saveur.

Temps de préparation : 10 minutes

Nombre de portions : 4-6

SALADE DE POULET À L'AVOCAT

Ingrédients :

• 2 poitrines de poulet cuites, coupées en dés

• 1 avocat mûr, écrasé

• 2 branches de céleri, coupées en dés

• Jus de 1 citron

• Sel et poivre noir moulu, au goût

• Feuilles de laitue (facultatif, pour servir)

• Tranches de pain grillé (facultatif, pour servir)

Instructions :

1. Dans un grand bol, mélangez les dés de poulet cuits, l'avocat écrasé et les dés de céleri.

2. Arrosez le mélange avec le jus de citron frais.

3. Assaisonnez avec du sel et du poivre noir moulu selon votre goût, et remuez bien pour combiner tous les ingrédients.

4. Goûtez et ajustez l'assaisonnement si nécessaire.

5. Si désiré, servez la salade de poulet à l'avocat sur des feuilles de laitue pour faire des wraps, ou sur des tranches de pain grillé pour faire des sandwichs.

6. Vous pouvez également garnir la salade de quelques herbes fraîches, comme du persil ou de la ciboulette, pour plus de fraîcheur et de saveur.

Temps de préparation : 10 minutes Nombre de portions : 2-4

Note : Cette salade de poulet à l'avocat est délicieuse servie fraîche ou à température ambiante. Vous pouvez également ajouter d'autres ingrédients selon vos préférences, comme des oignons rouges, des tomates cerises coupées en deux, ou des noix hachées pour plus de texture et de saveur.

MÉLANGE POUR RANDONNÉE

Ingrédients :

• 1 tasse de noix mélangées (amandes, noix de cajou, noix de pécan, noix du Brésil, etc.)

• 1/2 tasse de graines mélangées (graines de citrouille, graines de tournesol, graines de lin, graines de chia, etc.)

• 1/2 tasse de fruits séchés mélangés (raisins secs, canneberges séchées, abricots secs, pruneaux, etc.)

Instructions :

1. Dans un grand bol, mélangez les noix mélangées, les graines mélangées et les fruits séchés mélangés.

2. Assurez-vous que les ingrédients sont bien répartis dans le mélange.

3. Transférez le mélange dans un récipient hermétique ou divisez-le en portions individuelles dans des sachets refermables pour des en-cas pratiques.

4. Conservez le mélange à température ambiante dans un endroit frais et sec.

Conseil : Vous pouvez personnaliser votre mélange pour randonnée en ajoutant d'autres ingrédients tels que des morceaux de chocolat noir, des noix de coco râpée, des chips de banane séchées ou des graines de sésame. Soyez créatif et expérimentez avec différents mélanges pour trouver celui qui vous convient le mieux !

CHAPITRE SIX

Hydration Recipes

Eau Infusée

Ingrédients :

- 1 concombre, tranché

- 1 citron, tranché

- Quelques feuilles de menthe fraîche

- 2 litres d'eau

Instructions :

1. Dans une carafe ou un pichet, ajoutez les tranches de concombre et de citron.

2. Ajoutez quelques feuilles de menthe fraîche dans la carafe.

3. Remplissez la carafe avec les 2 litres d'eau.

4. Mélangez légèrement pour répartir les tranches de concombre, de citron et les feuilles de menthe dans l'eau.

5. Placez la carafe au réfrigérateur pendant au moins 1 heure pour permettre aux saveurs de se mélanger.

6. Servez l'eau infusée dans des verres avec des glaçons pour une boisson rafraîchissante.

Conseil : Vous pouvez personnaliser votre eau infusée en ajoutant d'autres ingrédients comme des tranches de fraises, des quartiers d'orange, des tranches de gingembre ou des baies de genièvre. Laissez libre cours à votre créativité et créez des combinaisons de saveurs uniques et rafraîchissantes !

SMOOTHIE AU THÉ VERT

Ingrédients :

• 1 sachet de thé vert

• 1 tasse d'eau chaude

• 1 tasse de feuilles d'épinards frais

• 1 tasse d'ananas frais ou congelé, coupé en morceaux

• 1 banane mûre, pelée et coupée en morceaux

• 1/2 tasse d'eau de coco

Instructions :

1. Faites infuser le sachet de thé vert dans 1 tasse d'eau chaude selon les instructions sur l'emballage. Laissez refroidir à température ambiante.

2. Dans un blender, ajoutez les feuilles d'épinards, les morceaux d'ananas, les morceaux de banane et l'eau de coco.

3. Versez le thé vert infusé refroidi dans le blender.

4. Mélangez tous les ingrédients jusqu'à obtenir une consistance lisse et homogène.

5. Goûtez et ajustez la texture ou le goût en ajoutant plus d'eau de coco si nécessaire.

6. Servez le smoothie au thé vert immédiatement dans des verres frais.

Conseil : Vous pouvez personnaliser votre smoothie en ajoutant d'autres ingrédients comme du miel ou du sirop d'érable pour plus de douceur, ou des graines de chia ou de lin pour un boost nutritionnel supplémentaire. Amusez-vous à expérimenter avec différentes variations pour trouver celle qui vous convient le mieux !

GAZPACHO DE PASTÈQUE

Ingrédients :

• 4 tasses de pastèque, sans pépins, coupée en dés

• 1 concombre, pelé et coupé en dés

• 1 poivron rouge, épépiné et coupé en dés

• 1 jalapeño, épépiné et haché finement

• Jus de 1 citron vert

• 2 cuillères à soupe d'huile d'olive extra vierge

• Sel et poivre noir moulu, au goût

• Feuilles de menthe fraîche, pour garnir (facultatif)

Instructions :

1. Dans un blender, ajoutez les dés de pastèque, de concombre, de poivron rouge et le jalapeño haché.

2. Ajoutez le jus de citron vert et l'huile d'olive extra vierge dans le blender.

3. Assaisonnez avec du sel et du poivre noir moulu selon votre goût.

4. Mélangez tous les ingrédients jusqu'à obtenir une consistance lisse et homogène.

5. Goûtez et ajustez l'assaisonnement si nécessaire.

6. Transférez le gazpacho dans un récipient hermétique et réfrigérez pendant au moins 1 heure avant de servir pour permettre aux saveurs de se mélanger.

7. Au moment de servir, versez le gazpacho dans des bols ou des verrines individuelles.

8. Garnissez éventuellement de feuilles de menthe fraîche pour une touche de fraîcheur supplémentaire.

Conseil : Vous pouvez personnaliser votre gazpacho en ajustant la quantité de jalapeño selon votre préférence de piquant. Vous pouvez également ajouter d'autres herbes fraîches comme de la coriandre ou du basilic pour encore plus de saveur.

EAU CITRONNÉE

Ingrédients :

• 1 citron frais

• 1 verre d'eau

Instructions :

1. Pressez le jus d'un citron frais dans un verre.

2. Ajoutez de l'eau dans le verre.

3. Remuez bien pour mélanger le jus de citron avec l'eau.

4. Vous pouvez ajouter des glaçons pour une boisson encore plus rafraîchissante.

5. Servez immédiatement et dégustez votre eau citronnée !

Conseil : Vous pouvez également ajouter quelques feuilles de menthe fraîche ou une tranche de citron comme garniture pour une présentation élégante et une légère saveur supplémentaire.

CONCLUSION

En conclusion, la myasthénie grave est une maladie auto-immune complexe qui peut avoir un impact significatif sur la vie quotidienne des patients en raison de ses symptômes débilitants. Bien qu'il n'existe pas de remède définitif pour cette affection, une approche holistique de la gestion de la maladie peut aider à améliorer la qualité de vie des patients. L'alimentation joue un rôle crucial dans cette approche, en offrant aux patients la possibilité de soutenir leur santé musculaire, leur système immunitaire et leur bien-être général grâce à des choix alimentaires judicieux.

En adoptant une alimentation équilibrée et adaptée, les patients atteints de myasthénie grave peuvent maximiser leur potentiel de gestion des symptômes et de maintien de la santé. Cela implique la consommation d'aliments riches en nutriments essentiels tels que les protéines, les vitamines, les minéraux et les antioxydants, tout en évitant les aliments inflammatoires qui pourraient aggraver les symptômes. Travailler en étroite collaboration avec des professionnels de la santé, tels que des nutritionnistes ou des diététiciens, est essentiel pour élaborer un plan nutritionnel individualisé qui répond aux besoins spécifiques de chaque patient.